Inhalt und Gestaltung:
Andreas Beck
Breiteweg 24
89143 Blaubeuren
Germany

www.ingramcontent.com/pod-product-compliance
Lightning Source LLC
Chambersburg PA
CBHW070354220526
45467CB00001B/383
* 9 7 8 1 7 0 5 3 1 9 9 6 3 *